VESTIGE CARTILAGINEUX

D'UN ARC PHARYNGIEN

SURNUMÉRAIRE CHEZ L'HOMME

PAR LE Dr J. VOITURIEZ,
Maître de Conférences à la Faculté libre de Lille.

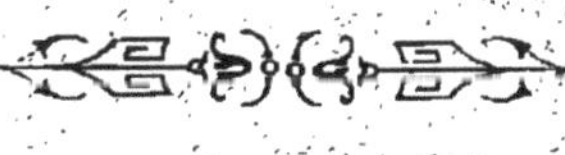

LILLE,
AU BUREAU DU *JOURNAL DES SCIENCES MÉDICALES*,
56, RUE DU PORT.

1888.

VESTIGE CARTILAGINEUX

D'UN ARC PHARYNGIEN

SURNUMÉRAIRE CHEZ L'HOMME

Par le Dr J. VOITURIEZ,
Maître de Conférences à la Faculté libre de Lille.

L'existence de productions cartilagineuses d'origine embryonnaire, dans l'épaisseur du muscle sterno-cleido mastoïdien, n'a pas été signalée à notre connaissance.

Outre l'erreur de diagnostic possible, soit avec un corps étranger, soit avec une myosite ossifiante, il est utile d'appeler l'attention sur ces productions, qui ont une importance considérable au point de vue du développement, en ce qu'elles rappellent des formations disparues chez l'homme, mais persistantes, dans les espèces animales inférieures.

L'observation unique que nous avons pu recueillir, nous paraît donc devoir être publiée, comme contribution à l'histoire des tératomes du cou.

Il s'agit d'un homme de 35 ans, robuste, sans malformation apparente, entré dans le service de M. le professeur Duret pour une affection intercurrente.

En examinant la région latérale du cou, par hasard, on constate, au niveau du sterno-cleido mastoïdien gauche, une saillie allongée transversalement, soulevant la peau. En palpant avec soin cette saillie, on la sent résistante et présentant, comme dimensions, 2 cent. 1/2 de longueur sur 4 à 5 millimètres de largeur ; elle a donc assez la forme d'une grosse aiguille, légèrement oblique de haut en bas et de dehors en dedans. Lorsqu'on fléchit le cou à gauche, de manière à relâcher le sterno-cleido mastoïdien, on peut constater une certaine mobilité de cette tige. Mais si l'on fait contracter le muscle, il devient impossible de lui communiquer aucun mouvement ; la production anormale se trouve donc située sous l'aponévrose du muscle. On mesure exactement la distance qui existe entre la place occupée par l'aiguille cartilagineuse et les deux extrémités du sterno-mastoïdien. L'on trouve 9 c. 1/2 de l'apophyse mastoïde et 6 c. 1/2 de l'extrémité interne de la clavicule.

M. Duret pratique une incision parallèle au sterno-mastoïdien et arrive sur la petite tumeur, dont l'extirpation offre une grande difficulté ; il en résèque une partie qui présente, à l'examen, l'aspect d'un fuseau de consistance cartilagineuse. Sur la coupe, il est aisé de reconnaître les caractères du cartilage.

En explorant avec soin la région droite du cou, au point correspondant, on rencontre une production analogue, mais de dimensions moindres : 15 m/m. environ de longueur ; même sensation au toucher, même siège, même direction ; la mensuration, prise comme précédemment, montre qu'elle est exactement aussi à 9 c. 1/2 au-dessous de l'apophyse mastoïde.

En résumé, il existe donc, dans l'épaisseur du sterno-mastoïdien, un fuseau cartilagineux, symétrique, nettement latéral.

L'origine en est congénitale, car le malade l'a toujours observé et senti. D'un autre côté, cette formation n'a pas subi avec l'âge de développement appréciable.

Un autre point important est signalé par notre sujet. Sa mère, un de ses oncles maternels et une de ses sœurs sont porteurs d'une tumeur de même aspect et de même siège, qu'il désigne sous le nom de *rapport*. Il nous a été impossible de vérifier le fait par nous-mêmes, mais l'affirmation du malade est formelle à cet égard.

L'observation précédente peut se résumer ainsi : constatation d'un arc cartilagineux rudimentaire, dont l'existence n'est pas, en quelque sorte, contingente et fortuite, puisque sa présence a pu être constatée chez les ascendants directs de notre sujet ; elle a donc une tendance manifeste à l'hérédité. Cette production, que l'on peut désigner sous le nom de baguette cartilagineuse (Quénu), de tige (Forster) ou d'appendice, occupe symétriquement les parties latérales du cou et représente, à notre sens, une formation embryonnaire, dont l'anatomie comparée rend parfaitement compte. Il est donc nécessaire, pour l'expliquer, de rappeler brièvement le développement du cou chez l'homme et chez les animaux.

L'on sait que dans l'embryon humain, la face et le cou procèdent de masses symétriques latérales, émanant du mésoderme adjacent aux proto-vertèbres, et venant ensuite se souder en avant sur la ligne médiane.

Ces masses sont divisées et séparées par un certain nombre de fissures ou fentes, plus ou moins parallèles entre elles ; ainsi se trouvent constitués les arcs pharyngiens et les fentes pharyngiennes.

Ces arcs et ces fentes, qui jouent un rôle considérable chez les poissons, où ils forment l'appareil branchial permanent, perdent leur signification physiologique chez les mammifères et les oiseaux. Aussi voit-on diminuer leur nombre à mesure que l'on s'élève dans la série animale.

C'est ainsi que, d'après His, les fentes pharyngiennes chez l'embryon humain, n'existeraient même plus et seraient réduites à de simples dépressions (1).

---

(1) His : *Anatomie menschlicher embryonen.* — Les belles figures publiées par cet auteur ne semblent pas laisser de doute à cet égard.

Au contraire, chez quelques requins (*Notidani*), il y a jusqu'à 7 arcs branchiaux, indépendamment des arcs mandibulaire et hyoïdien. Chez certains ichthyopsidiens, le nombre est réduit à 5 ; chez les amniotes, à 2 ou 3 au plus ; ce qui donne chez ces derniers un total de 4 à 5, en comptant les deux premiers arcs.

Sur l'embryon des mammifères et de l'homme (1), il n'existe en tout que 4 arcs, dont le premier (*arc mandibulaire*) se diversifie pourr prendre part à des productions variées, parmi lesquelles les maxillaires supérieur et inférieur.

Le second (*arc stylo-stapédien*) contribue à former l'étrier, l'apophyse styloïde, le ligament stylo-hyoïdien et la petite corne de l'hyoïde.

Le troisième (*arc hyoïdien*) forme le corps et les grandes cornes de l'os hyoïde.

Le quatrième, que l'on pourrait appeler (*arc pseudo-branchial*, car il correspond aux branchies des poissons), formerait, d'après His, le cartilage thyroïde et les parties molles du cou. En dessous de cet arc, le tissu mésodermique n'est plus différencié et se continue sans trace de dépression.

Si l'on veut savoir à quel territoire cutané de la face et du cou correspondent ces divers arcs et dépressions branchiales, il faut se reporter au schéma de Cusset (2).

Le premier arc est limité par deux lignes partant de l'orifice du conduit auditif, l'une, supérieure, aboutissant à la commissure externe des paupières ; l'autre, inférieure, longeant le bord du maxillaire inférieur.

Cette dernière ligne limite supérieurement le deuxième arc pharyngien, dont la limite inférieure longe le bord supérieur de l'hyoïde.

La limite inférieure du 3e arc pharyngien longe le bord infé-

---

(1) F. Balfour : *Traité d'embryologie et d'organogénie comparée*. Edition française, Paris, t. II, 1883.

(2) *Etude sur l'appareil branchial des vertebrés et quelques affections qui en dérivent chez l'homme*, par Jean Cusset. — Paris, 1877.

rieur de l'hyoïde ; enfin la limite inférieure du 4e arc est figurée, dans le schéma de Cusset, par une ligne longeant le bord antérieur du muscle sterno-cleido mastoïdien.

Ces déterminations ont pu être faites, d'après le siège des fentes, fistules ou kystes congénitaux, dont Cusset a rassemblé un grand nombre d'observations.

Telles sont brièvement résumées, les notions que l'embryologie, l'anatomie comparée et les applications déjà faites à la tératologie humaine nous ont fait connaître.

Il suffit de se reporter à ce qui vient d'être dit, pour en tirer cette conséquence, que l'aiguille cartilagineuse dont nous avons constaté l'existence symétrique de chaque côté du cou chez notre sujet, n'est pas constituée par les diverses formations précédentes et ne provient pas des arcs pharyngiens déjà décrits ; car elle est située *manifestement au-dessous de la limite du 4e arc pharyngien*, le dernier chez l'homme à l'état normal.

D'un autre côté, cette production rappelle par sa forme, par sa structure, les baguettes cartilagineuses qui se développent, chez certains vertébrés, dans l'épaisseur des derniers arcs branchiaux (1). Elle occupe, comme situation, le siège du 5e arc pharyngien, lorsqu'il existe, c'est-à-dire chez les sauriens et certains poissons. Aussi est-on amené à la considérer comme un *vestige d'un arc pharyngien surnuméraire*, un rappel d'une forme inférieure qui, suivant l'expression de Quenu, vérifie une fois de plus la loi de l'unité de composition organique.

---

(1) Quénu : *Des arcs branchiaux chez l'homme*, p. 43. — Paris, Asselin et Houzeau, 1886.

ARRÊT DE DÉVELOPPEMENT

DU

4ME MÉTACARPIEN ET DU 4ME MÉTATARSIEN DROITS

Observation. — Il s'agit d'une femme qui a succombé, dans le service de M. Duret, à une affection intercurrente.

Pendant sa vie, nous avions remarqué une malformation partielle de la main droite, portant uniquement sur le 4e métacarpien.

Au point de vue des antécédents héréditaires, aucune malformation à noter; de plus, cette femme a eu plusieurs enfants, qui n'ont aucune anomalie de développement.

Cliniquement, voici comme on pouvait diagnostiquer l'arrêt de développement du métacarpien :

Si l'on prescrit à un sujet normal de fléchir la première phalange vers la paume de la main (geste de fermer le poing), on constate la saillie formée par les têtes des 4 métacarpiens. L'extrémité inférieure du 5e, 4e et 3e métacarpiens sont situés *sur une même ligne, légèrement oblique en bas et en dehors*. Dans le cas qui nous occupe, si l'on faisait fermer à la malade, le poing gauche, on observait nettement que les trois derniers métacarpiens venaient affleurer la même ligne.

Au contraire, du côté droit, il semblait que la tête du 4e métacarpien eût disparu, et en réunissant par deux lignes les trois points constitués par les extrémités des trois derniers métacarpiens, on obtenait un triangle; la hauteur de la bissectrice de l'angle correspondant au 4e métacarpien, mesurait sensiblement l'écart de longueur entre le 4e métacarpien droit et le 4e métacarpien gauche.

Cette différence était de 12 millimètres environ.

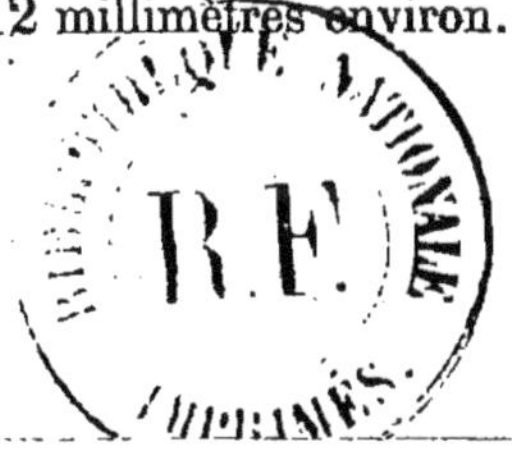

A l'inspection de la main étendue, on constatait que l'extrémité antérieure de l'index ne dépassait pas le petit doigt. Cependant les divers segments de ce doigt avaient leur développement normal; mais il y avait comme une *pénétration* du doigt dans l'intérieur de la paume de la main.

Une malformation identique siégeait au pied droit, sur le *4e métatarsien*. Les mêmes considérations peuvent être faites à propos du point d'affleurement des trois derniers métatarsiens à l'état normal et les mêmes constatations que précédemment, ont pu établir un raccourcissement du 4e métatarsien, dépassant un centimètre.

La malade ayant succombé, nous avons pu nous procurer la main droite et la disséquer; malheureusement, le pied a dû être abandonné.

Examen de la pièce. — La main est disséquée avec soin, et on étudie ensuite les diverses particularités du squelette; tous les os de la main ont leur conformation et leurs dimensions normales; le 4e métacarpien mesure seulement 3 centimètres, 7.

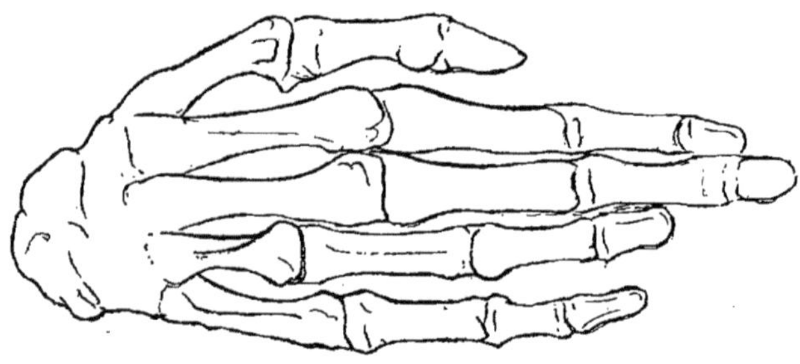

En nous reportant au squelette d'une autre main de mêmes dimensions, nous trouvons, au contraire, que ce métacarpien devrait avoir 5 centimètres.

Mais il existe un fait frappant : le métacarpien au lieu de se terminer par une tête arrondie, se termine brusquement par une surface plane recouverte d'une mince couche de cartilage.

L'extrémité carpienne et le corps proprement dit, ont leurs dimensions ordinaires; le défaut de développement porte uniquement sur la tête de l'os, qui possède un point d'ossification spécial.

En mesurant sur un squelette normal, la hauteur ordinaire de la tête du métacarpien, nous trouvons 12 millimètres. La mensuration démontre donc à nouveau l'exactitude de ce fait, que seule, dans la pièce présentée, la tête du métacarpien fait défaut.

Réflexions. — Il s'agit, dans notre observation, d'un arrêt de développement portant uniquement sur deux points du squelette, le 4e métacarpien et le 4e métatarsien.

L'examen le plus minutieux n'a permis de constater aucune autre malformation.

Cet arrêt de développement, comme l'étude de la pièce le démontre, ne porte pas sur toute l'étendue du métacarpien. Cet os, ainsi qu'on le sait, se compose de trois parties, un corps et deux extrémités ; l'extrémité carpienne et le corps se développent aux dépens d'un même point d'ossification ; l'extrémité inférieure ou phalangienne, se développe, au contraire, aux dépens d'un point épiphysaire spécial ; l'arrêt du développement porte ici uniquement sur cette extrémité, sur la tête du métacarpien.

Bien que nous n'ayons pu examiner le pied *post mortem*, l'identité des signes cliniques nous permet d'admettre qu'il s'agit, pour le 4e métatarsien, d'un arrêt de développement portant aussi sur le point épiphysaire.

Ce point épiphysaire apparaissant seulement vers la 4e et 5e année, il aurait été intéressant de savoir si la malformation n'était devenue appréciable qu'après cette époque ; malheureusement, nous n'avons pu obtenir aucun éclaircissement sur ce point.

Enfin, il faut noter que la malformation portait à la fois sur le 4e métacarpien et le 4e métatarsien *d'un même côté*. — Souvent les malformations congénitales des membres ont une tendance à la *symétrie*. En effet, on comprend que si le développement du membre est sous la dépendance de l'axe cérébro-spinal, les deux centres des membres symétriques correspondant *à un même étage médullaire*, sont souvent également intéressés. — Mais comment s'expliquer une malformation si localisée, portant d'une manière élective sur un métatarsien et sur un métacarpien. C'est qu'à côté de la loi de la symétrie qui régit les deux membres de même nom, existe la loi d'homologie, qui préside au développement normal des deux membres d'un même côté, et par là, s'explique la correspondance parfaite des divers segments qui constituent le membre supérieur et le membre inférieur.

Quelque idée que l'on se fasse des centres médullaires qui régissent cette homologie, l'observation précédente démontre que deux points distants, mais homologues, peuvent être frappés en même temps d'arrêt de développement, alors que tout le reste des deux membres est absolument normal.

Depuis que cette observation a été présentée à la Société anatomo-clinique, M. le Dr Derode a publié une intéressante monographie sur la Brachydactylie (1).

Dans un chapitre sur la pathogénie, l'auteur a exposé les diverses théories émises pour expliquer ces malformations. A notre avis, il n'a pas fait la part assez large à l'axe médullaire dans l'étiologie de ces arrêts de développement.

L'action directe des cellules des cornes antérieures de la moelle sur la nutrition des membres, durant la vie extra-utérine, est à l'heure qu'il est, absolument établie par les recherches anatomo-pathologiques. Dans la paralysie infantile, il y a non seulement atrophie des muscles correspondant à l'étage médullaire intéressé, mais encore, plus tard, arrêt de développement de la partie du squelette, où les muscles prennent insertion.

Pourquoi en serait-il autrement pendant la vie embryonnaire? Les observations de Troisier (2), de Leloir (3), de Bochefontaine (4), quoique portant sur des malformations plus com-

(1) Derode — De le Brachydactylie, Lille 1888.

(2) Arch. de phys. norm. et pathol. 1871-1872.

(3) Société anatomique 1878-1879.

(4) Arch. de phys. norm. et pathol. 1881.

plètes, puisqu'il s'agissait d'ectromélie unithoracique, démontrent que dans ces arrêts de développement la moëlle a toujours été trouvée modifiée et altérée. En effet ces auteurs ont constaté de la façon la plus nette :

1° l'atrophie du renflement corvical du côté correspondant à l'ectromélie.

2° Sur les coupes microscopiques, l'atrophie des cordons blancs, postérieurs et antéro-latéraux ; mais l'altération fondamentale portait sur les cellules des cornes antérieures, dont le nombre était très réduit du côté atteint. Les racines nerveuses qui en émanent étaient aussi atrophiées.

Ainsi donc la lésion de la moelle doit être admise. Mais est-elle primitive ou secondaire ?

Certains auteurs tendent à admettre que le développement primitif et embryonnaire des membres est indépendant du système nerveux central et s'appuient sur ce fait que les communications entre l'axe cerebro spinal et les extrémités, communications établies par les nerfs périphériques, sont postérieures en date à la formation des bourgeons, qui constitueront les membres.

Cette objection ne saurait être valable pour notre cas ; car nous l'avons vu, l'arrêt de développement porte uniquement sur le point épiphysaire, lequel se développe tardivement,bien après la naissance. Il nous paraît donc certain que la lésion médullaire peut préexister à la malformation des membres, dont elle rend ainsi compte.

Enfin, nous ne pouvons passer sous silence, que dans certains cas, on a constaté des atrophies portant sur la zone motrice corticale, correspondant au membre atrophié. Ces lésions de l'écorce cérébrale doivent être considérées comme secondaires pour les raisons suivantes :

1° L'atrophie corticale est toujours moins prononcée que l'atrophie médullaire.

2° La pathologie nous apprend que les lésions de l'écorce

n'entrainent pas directement l'atrophie des membres ; il faut qu'il y ait en outre, dégénération secondaire du faisceau pyramidal et altération consécutive des cornes antérieures.

3° La possibilité d'atrophie secondaire des zones corticales est démontrée par les autopsies d'amputés anciens, chez qui l'on a observé l'affaissement de la zone motrice correspondant au membre disparu ; dans ce cas, l'atrophie est évidemment consécutive.

Lille Imp. L. Danel.

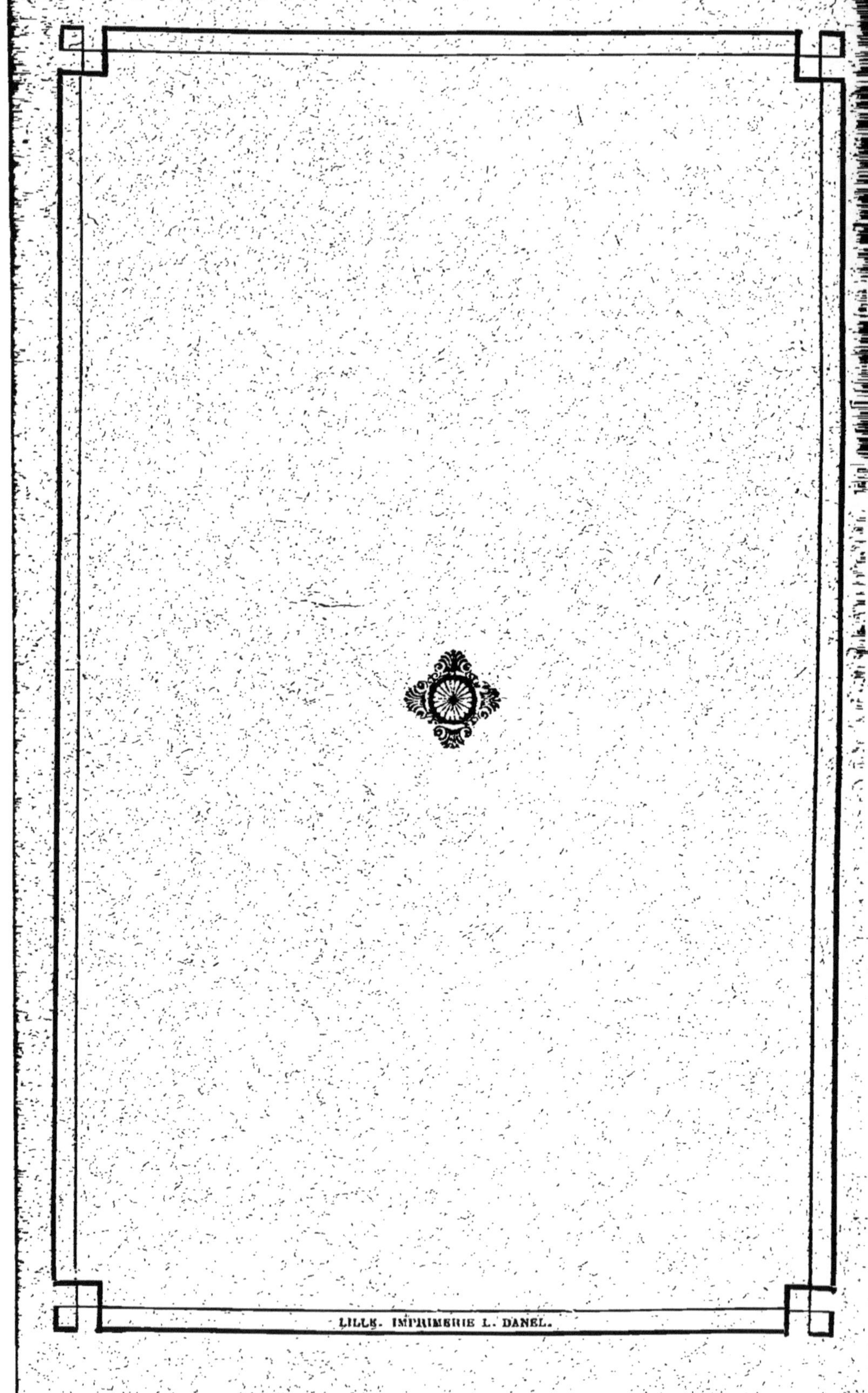

LILLE. IMPRIMERIE L. DANEL.

www.ingramcontent.com/pod-product-compliance
Ingram Content Group UK Ltd.
Pitfield, Milton Keynes, MK11 3LW, UK
UKHW021040200726
13857UKWH00005B/1830

9 782012 478282